AF315949

PUBLICATIONS DU *PROGRÈS MÉDICAL*

CLINIQUE OPHTHALMOLOGIQUE

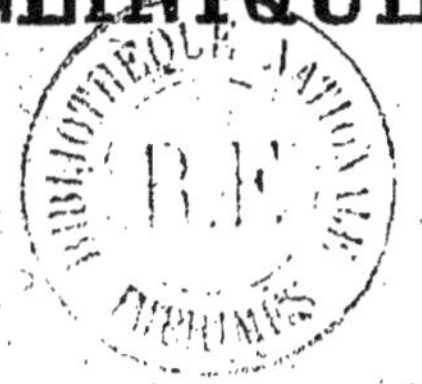

DU

Dʳ E. LANDOLT

Leçon d'ouverture du cours de Chirurgie oculaire

(23 Novembre 1889).

PARIS

AUX BUREAUX DU
PROGRÈS MÉDICAL
14, rue des Carmes, 14.

E. LECROSNIER et BABÉ
ÉDITEURS
Place de l'École-de-Médecine.

1890

CLINIQUE OPHTHALMOLOGIQUE

DU

Dᵣ E. LANDOLT

Leçon d'ouverture du cours de Chirurgie oculaire.

Messieurs,

Il n'est pas une partie de l'Ophthalmologie qui ne présente un haut et puissant intérêt pour tout esprit ouvert qui se livre à l'étude de cette science relativement nouvelle. J'ai cru m'apercevoir cependant que la chirurgie oculaire avait tout particulièrement le don de vous attirer et de vous fasciner. Je comprends ce sentiment d'autant mieux que je l'éprouve et l'ai toujours éprouvé moi-même.

Si je ne me suis pas laissé aller à ne vous parler que d'opérations et à faire de la chirurgie le sujet exclusif de mes conférences, c'est précisément parce que cette partie de l'ophthalmologie, en raison de l'attrait qu'elle présente, n'est pas la plus négligée dans vos études. J'ai donc pensé que c'était faire œuvre utile que de vous faciliter l'accès d'autres parties de notre art, moins connues, plus arides, mais non moins indispensables. Je me disais, d'autre part, que mes opérations auxquelles vous assistez et que j'essaie toujours de rendre aussi démonstratives que possible, complétaient heureusement l'ensemble de notre enseignement oculistique. Je dois avouer aussi qu'en comparant les résultats de mes cours d'opérations particuliers avec ceux des cours publics, je me suis convaincu que ces derniers, par des raisons faciles à comprendre, laissaient toujours beaucoup à désirer. Parler d'opérations, traiter théoriquement d'un sujet aussi essentiellement pratique que la chirurgie, n'est pas plus réjouissant pour le professeur que pour l'auditoire. D'autre part, en permettant à chacun des élèves d'un cours public de mettre lui-même la main à l'œuvre, on ennuie nécessairement le reste des auditeurs qui sont en même temps inactifs.

Or, je vais essayer cette fois de procéder suivant un nouveau plan. Nous ferons précéder chaque opération, ou chaque groupe d'opérations, d'une démonstration anatomique de la partie de l'organe visuel qui est en cause. Nous exposerons ensuite les différents procédés opératoires qui s'y rattachent. Je les exécuterai devant vous de façon à ce que chacun puisse les voir ; mais ce n'est que par groupes, que ceux d'entre vous qui désirent s'exercer eux-mêmes dans le maniement des instruments, pratiqueront l'opération sur l'animal, sur le cadavre ou sur l'œil énucléé introduit dans le masque. Chaque fois que l'occasion se présentera d'opérer sur le vivant, j'aurai soin de vous faire remarquer les différentes phases de l'opération, ainsi que l'application des principes que nous aurons exposés dans nos conférences.

Loin de nous limiter à la partie purement manuelle ou purement théorique de notre chirurgie, nous apprendrons ainsi à connaître à fond le terrain sur lequel nous opérons, le but de notre intervention chirurgicale, les voies qui y mènent, les difficultés que nous pourrons y rencontrer ainsi que les moyens de les éviter ou de les vaincre.

Considérant, Messieurs, que la plupart d'entre vous ne sont plus des étudiants, mais des docteurs, plusieurs même des spécialistes déjà exercés, je me permettrai de commencer nos conférences par un court aperçu historique de la chirurgie oculaire.

Nous pouvons dire hardiment que la chirurgie oculaire a pris naissance dans ce pays, à l'époque où la chirurgie française, brillant du plus vif éclat, attirait des disciples du monde entier et subissait cette transformation qui devait en faire la base de la chirurgie moderne. Il suffit de citer les noms de MAITRE-JEAN, SAINT-YVES, DAVIEL et J.-L. PETIT, pour prouver que nous n'en avons pas dit trop, et nous verrons, dans la suite, qu'il n'est pas une partie de l'Ophthalmo-chirurgie qui n'ait été créée et cultivée tout d'abord en France (1).

Jusque vers le XVIIIe siècle, cette branche importante de l'art de guérir se trouva entre les mains de charlatans et d'ignorants. A cette époque seulement, des chirurgiens éclairés et instruits portèrent leur attention sur l'organe visuel et le firent bénéficier non seulement de leur habileté manuelle, mais encore des progrès considérables de l'anatomie, de la pathologie et de la thérapeutique.

Les *opérations plastiques sur les paupières*, qui forment la transition entre la grande chirurgie et la chirurgie spéciale, furent cultivées surtout par VELPEAU, DENONVILLIERS, GUÉRIN, SERRES, DESMARRES.

A leurs nombreux procédés, destinés à guérir les malformations des bords palpébraux, l'ectropion, l'entropion, le trichiasis, vint s'ajouter la *blépharoplastie*.

Cette dernière opération bénéficia des progrès accomplis en autoplastie. La restauration des paupières, comme

---

(1) Nous avons consulté, pour cette esquisse, avec le plus grand fruit, le remarquable travail sur l'Histoire de l'Ophthalmologie de Hirsch formant le Chapitre XIV du VIIe volume du grand Traité d'Ophthalmologie de von Graefe et Saemisch.

celle du nez et des lèvres, utilisa surtout la méthode par glissement des lambeaux, méthode toute française, à laquelle sa grande simplicité aussi bien que son efficacité ont valu un triomphe définitif.

Récemment encore, la chirurgie des paupières a mis à son profit les utiles découvertes de la greffe épidermique de REVERDIN et de la greffe dermique d'OLLIER. Cette dernière surtout, remise en lumière, à plusieurs années d'intervalle, par TIERSCH, est destinée à rendre de grands services dans la restauration des paupières, puisqu'elle permet de couvrir les pertes de substance les plus étendues avec de grands lambeaux de peau, empruntés à n'importe quelle partie du corps.

La transplantation des lambeaux des muqueuses les plus diverses est également utilisée, avec succès, dans les cas de destruction de la conjonctive par néoplasme, symblépharon, brûlure ou tout autre traumatisme. De l'avis d'Ollier, aussi bien que du nôtre, elle est préférable à la transplantation de la muqueuse empruntée à une autre espèce animale, telle que le lapin ou la grenouille.

Les affections des *voies lacrymales*, très mal connues avant le XVIIIe siècle, furent soumises, par ANEL, à une étude approfondie. Il remplaça la destruction grossière du sac, la trépanation de l'os lacrymal et autres procédés un peu trop énergiques, par le sondage délicat des canaux lacrymaux, les injections dans le canal nasal, et ne nous laissa, dans le traitement de ces affections si fréquentes, aucun progrès à accomplir, si ce n'est la section des canaux, due à BOWMAN, et le choix du médicament curateur, conformément aux notions perfectionnées de la pathologie.

L'usage des sondes à gros calibre, des sondes et des canules à demeure, imaginées après Anel, tend même de plus en plus à faire place au traitement plus délicat de ce grand observateur, qui sut rétablir les voies lacrymales et guérir leurs affections, en respectant autant que possible leur intégrité.

Pour notre compte, nous réservons la section des canaux lacrymaux aux cas de suppuration du sac, dont on entame à tort la paroi antérieure, suivant une méthode des temps anciens, indigne de notre expérience moderne.

Mentionnerons-nous l'extirpation de la glande lacrymale imaginée, en 1845, par BERNARD, comme dernier remède contre le larmoiement ? Mieux vaut perfectionner notre thérapeutique, non en supprimant un organe utile, mais en étendant nos soins sur la muqueuse voisine des voies respiratoires, dont l'inflammation chronique entretient celle des voies lacrymales.

Des paupières, la chirurgie semble s'être attaquée directement au globe oculaire proprement dit, sans s'occuper, pendant fort longtemps, de la partie si importante qui les sépare, l'appareil moteur, *les muscles oculaires*.

On pratiquait depuis longtemps toute espèce d'opération sur les parties protectrices de l'organe ; on savait fort bien exciser l'iris, voire même extraire la cataracte, et l'on ne songeait pas à intervenir chirurgicalement dans les vices de direction et d'excursion des yeux.

Ce n'est qu'en 1839, presque simultanément en France et en Allemagne, que de hardis chirurgiens, JULES GUÉRIN et DIEFFENBACH, ont sectionné un muscle oculaire, supposé contracturé, pour rendre à un œil sa direction normale. On sait que ces premières tentatives de strabotomie, basées sur des connaissances anatomiques et physiologiques imparfaites, ont donné des résultats très peu encourageants.

Elles ne furent cependant pas infructueuses, puisque, peu après, BONNET (de Lyon) et plus tard DE GRAEFE démontrèrent théoriquement et pratiquement, qu'avec certaines modifications, l'opération de Guérin et de

Dieffenbach constituait une nouvelle et précieuse acquisition pour la chirurgie oculaire. Au lieu de sectionner le muscle, Bonnet détacha le tendon au niveau de son insertion au globe de l'œil, en un mot, il remplaça la myotomie par la *ténotomie*. Il évita ainsi la rétraction exagérée du muscle avec ses conséquences : abolition presque complète de l'action du muscle opéré, strabisme en sens inverse et protrusion de l'œil.

Jules Guérin, dont les travaux originaux sur les contractures musculaires ont eu un si grand retentissement, n'avait cependant pas abandonné l'organe visuel. Dix ans après sa première myotomie, il dota l'ophthalmologie d'un procédé opératoire plus important encore : *l'avancement musculaire.*

Si la ténotomie a subi, entre les mains de de Graefe et de ses élèves de tous les pays du monde, des perfectionnements considérables, un avenir peut-être plus grand encore est réservé à l'avancement musculaire.

Ce procédé, *qui tend à remédier à l'insuffisance d'un muscle, non par l'affaiblissement de son antagoniste, mais par l'augmentation de sa propre puissance et de son influence sur le globe oculaire,* ne fut cependant accueilli par les confrères qu'avec une grande appréhension, et pratiqué très rarement pendant de longues années. Il nous séduisit par sa logique et trouva en nous un de ses plus ardents défenseurs (1). Nous croyons avoir démontré que l'avancement musculaire proprement exécuté n'est pas seulement un complément puissant de la ténotomie, mais un procédé opératoire bien supérieur à celle-ci. Il la remplace même avantageusement dans un très grand nombre de cas.

Les observations favorables à notre opinion se multiplient d'ailleurs d'année en année, nos confrères de

---

(1) Landolt. — Compte rendu de sa Clinique, 1878. — Congrès international des Sciences médicales, Washington, 1887. — Congrès international d'Ophthalmologie, Heidelberg, 1888.

France, aussi bien que d'Amérique et de la Grande-Bretagne, s'attachant de plus en plus à cultiver cette excellente méthode, avec la perspicacité et l'habileté qui les caractérisent.

Mentionnons encore, comme auxiliaires de la ténotomie, les *sutures conjonctivales* de M. F. C. Cunier (1841) et l'*avancement capsulaire*, imaginé et cultivé par M. de Wecker (1883).

Avec l'introduction de la strabotomie, l'*énucléation* du globe oculaire, pratiquée autrefois brutalement au moyen d'un scalpel ou de gros ciseaux, subit un perfectionnement notable; elle devint, pour ainsi dire, un ensemble de six ténotomies combinées avec la section du nerf optique. Rendue ainsi plus inoffensive, elle présente en même temps le grand avantage de conserver un moignon plus apte à l'application d'un œil artificiel.

La *prothèse oculaire* était déjà bien connue au XVIIᵉ siècle (Heister). La fabrication des yeux artificiels a cependant fait de grands progrès depuis cette époque et en fera sans doute encore.

L'énucléation, moyen le plus propre à atteindre le but thérapeutique qu'on recherche, amène toujours, et malgré la meilleure prothèse, une certaine défiguration. D'autre part, les procédés imaginés pour remplacer l'énucléation, ablation du segment antérieur, exentération de l'œil avec ou sans introduction d'un globe en verre ou en métal, n'ont pas donné jusqu'à présent des résultats absolument satisfaisants. Ils laissent toujours subsister, jusqu'à un certain degré, ce danger d'ophthalmie sympathique, dont l'opération devrait délivrer le malade.

Il en est de même de la *section optico-ciliaire* que plusieurs oculistes prétendent avoir imaginée, alors que l'idée en revient à de Graefe qui cependant n'aurait probablement pas tenu à revendiquer la priorité d'un procédé incertain et souvent dangereux.

Parlerons-nous de la transplantation d'un œil d'un animal à l'autre, d'un œil de lapin posé dans l'orbite humaine ? C'est un procédé de haute fantaisie qui a dû surprendre les savants de l'Académie au moins autant qu'il a émerveillé le public, toujours friand de choses surnaturelles, mais que l'humble bon sens a accueilli et accueillera encore — car c'est là une de ces inventions qui ont coutume de revenir périodiquement — d'un simple hochement de tête.

Passons donc aux *opérations sur le globe oculaire*. La membrane transparente de l'œil, la *cornée*, a, pendant longtemps, semblé aux chirurgiens une espèce de *Noli me tangere*, d'une part, à cause des complications auxquelles on croyait exposées les plaies cornéennes, de l'autre, parce qu'on attribuait à la perte de l'humeur aqueuse une influence funeste sur la vue. C'est la raison principale pour laquelle, pendant plus d'un siècle, l'iris et le cristallin furent attaqués, non à travers la cornée, mais à travers la sclérotique.

Woolhouse (mort en 1730, à Londres) pratiqua cependant la *paracentèse de la cornée*; mais seulement dans l'hypopyon qu'on considérait comme une espèce d'abcès et traitait comme tel. — Saint-Yves y ajouta le *lavage de la chambre antérieure*, qui devait obtenir un si grand retentissement de nos jours.

Ces deux chirurgiens opéraient hardiment le *staphylome cornéen* : Woolhouse, par section cruciale, évacuation et introduction d'un globe artificiel; Saint-Yves, par ablation, résection et sutures consécutives. Le premier recommanda même la compression des staphylomes partiels au moyen d'une petite plaque en or, et donna à cette méthode, qu'on a ressuscitée de nos jours pour le kératocone, le nom d'*emboîtement*.

Le staphylome transparent de la cornée, le *kératocone*, semble être devenu l'objet de tentatives thérapeutiques seulement depuis le commencement du siècle.

Suivant l'étiologie qu'on lui imputait, ou la perspicacité du médecin qui s'en occupait, il fut tour à tour traité par des vomitifs, des purgatifs, par des moyens optiques, médicaux ou chirurgicaux : paracentèse, sétons, cautérisations, ablations du sommet du cône, excision de secteurs de la cornée. Tout dernièrement encore nous avons entendu vanter l'emploi du bistouri pour la cure de ces malformations de la première surface réfringente de l'œil. Nous ne saurions leur prédire nu bien brillant avenir. Il est dangereux d'exposer une cornée, déjà déformée, à la traction irrégulière d'une cicatrice. Le relèvement de la vision de ces yeux ressortit plutôt à l'optique qu'à la chirurgie.

La *paracentèse de la sclérotique* a été tentée également par Woolhouse, et, plus tard, par Maughart (1744) dans le cas d'hydrophthalmie.

Cette opération, très dangereuse à une époque où l'antisepsie était inconnue, a été réintégrée en ophthalmologie, et constitue, avec les modifications opératoires et les précautions antiseptiques nécessaires, une dernière ressource dans le cas de glaucome absolu, avec augmentation de la tension, et violentes douleurs oculaires.

Nous avons encore à nommer cet étrange et ingénieux oculiste anglais, Woolhouse, dans l'histoire de la *pupille artificielle*. Il semble avoir conseillé, le premier, de tailler une ouverture dans le diaphragme de l'occlusion pupillaire.

Son élève, Cheselden, exécuta cette opération en attaquant l'iris, non à travers la cornée, mais par derrière, à travers la sclérotique. Ce procédé devait donner souvent des résultats peu satisfaisants à cause de la lésion du corps ciliaire, à laquelle il exposait l'œil. Souvent aussi, l'ouverture ainsi produite se refermait promptement par la cicatrisation et de nouveaux exsudats.

JANIN (1731-1799) qui, fort de ses connaissances physiologiques et anatomiques, fit faire tant de progrès à la chirurgie oculaire de son époque, sut modifier le procédé du praticien anglais, de façon à le rendre utile. Il pénétra dans la chambre antérieure à travers la cornée et coupa l'iris avec les ciseaux de Daviel.

MAUNOIR (1812) perfectionna encore ce procédé opératoire et l'utilisa surtout dans les cas de cataracte secondaire, où il créa un colobome en excisant, avec les ciseaux, à la fois un morceau de l'iris et du diaphragme pupillaire.

Malgré sa supériorité incontestable sur les procédés antérieurs, celui de Maunoir était encore une iridotomie. C'est WENZEL (1788) qui essaya systématiquement d'enlever un morceau de l'iris, et qui peut être considéré comme l'inventeur de l'*iridectomie*. Il est vrai que son procédé, qui consistait à traverser la cornée, l'iris et même le cristallin avec un couteau à cataracte, était susceptible de modifications assez importantes. Ayant observé que, parfois, cette opération était suivie de cataracte traumatique, son inventeur recommanda de compléter l'iridectomie par l'extraction du cristallin, même transparent, à l'inverse de nous qui complétons l'extraction du cristallin opaque, par l'iridectomie. On ne tarda cependant pas à réserver cette iridectomie, par trop radicale, aux cas d'aphakie.

Puis vint RICHTER (1742-1812), ce réformateur de la chirurgie oculaire, qui modifia le procédé de Wenzel, de telle sorte que l'iridectomie est devenue une des opérations les plus inoffensives et les plus utiles de notre art. En effet, grâce aux perfectionnements que cet opérateur et ses successeurs lui ont fait subir, l'iridectomie a presque entièrement remplacé les procédés qui, comme l'*iridoencléisis* de LANGENHERTZ (1817), l'*iridorhesis* DE DESMARRES, et l'*iridodesis* DE CRITCHETT, produisent une pupille artificielle, au moyen d'un enclavement de l'iris, parfois insuffisant, souvent dangereux.

Personne n'ignore la haute importance que l'iridectomie a acquise entre les mains de de GRAEFE, son génie en fit un remède contre certaines formes, autrefois incurables, du glaucome.

Partant du fait, nettement établi déjà par de Graefe, que l'iridectomie n'abaisse la tension intra-oculaire et ne guérit le glaucome que lorsqu'elle est tout à fait périphérique, pour ainsi dire sclérale, STELLWAG (1868), QUAGLINO et de WECKER cherchèrent à remplacer l'iridectomie du glaucome par une simple incision dans la sclérotique, une *sclérotomie*. Ce procédé a fait son évolution, il a profité des nouvelles conquêtes de la thérapeutique et peut remplacer, dans un certain nombre de cas, le procédé de de Graefe qui lui a donné naissance.

Il est à espérer, cependant, que le progrès ne s'arrêtera pas là, et qu'avec le développement de nos connaissances sur la nature du glaucome, très imparfaites à l'heure qu'il est, la chirurgie rendra des services plus efficaces dans le traitement de cette terrible maladie.

Si le glaucome reste encore un des chapitres les plus obscurs de l'ophthalmologie, il n'en est fort heureusement pas ainsi de la *cataracte*. Son traitement du moins représente, sans contredit, la partie la plus perfectionnée et la plus glorieuse de notre chirurgie. Et, cependant, l'opération de la cataracte, dont l'ophthalmologie s'honore maintenant à si juste titre, est de date pour ainsi dire récente.

Jusque bien avant dans le siècle dernier, les chirurgiens, forts de leur ignorance absolue sur la nature de la cataracte, taillaient, tiraient et pressaient avec des aiguilles plus ou moins larges, sur cette prétendue membrane qui occupait la pupille. Certes, ils arrivaient souvent à restituer ainsi la vue, mais le cristallin refoulé dans l'œil s'y comportait comme un corps étranger et se vengeait de sa chute en provoquant, tôt ou tard, des complications funestes et l'abolition complète de la vision.

Ce n'est qu'en 1705 que Brisseau démontra de la façon la plus nette que la cataracte n'est autre chose que le cristallin opacifié. Chose étrange, l'Académie combattit pendant trois ans la vérité de ce fait si facile à établir. Néanmoins la découverte de Brisseau pénétra promptement dans l'ophthalmologie et y porta les fruits les plus précieux.

On essaya d'abord de modifier les procédés grossiers de dépression et d'abaissement de la cataracte. On y ajouta la capsulotomie postérieure, on la remplaça par la discission, dans le cas de cataracte molle, etc., etc.

Mais le vrai progrès ne fut réalisé que lorsqu'en 1745 Daviel éleva au rang d'une méthode opératoire l'*extraction de la cataracte*, pratiquée accidentellement avant lui par Saint-Yves et par Petit, pour des cataractes luxées dans la chambre antérieure. L'invention de Daviel est tellement importante qu'elle marque une époque dans la chirurgie oculaire.

Le principe de l'enlèvement du cristallin une fois établi, il n'était que juste qu'on recherchât à perfectionner le procédé, et naturel qu'on y réussit. Aussi, bien que les modes d'extraction de la cataracte, dont nous nous servons actuellement, diffèrent sensiblement de celui de Daviel, l'honneur de la plus belle découverte en chirurgie oculaire n'en revient-il pas moins tout entier à l'immortel opérateur français.

On pourrait écrire, et on a écrit, des volumes sur l'opération de la cataracte. Mais, après les expériences et les recherches faites depuis plus d'un siècle dans le monde entier, et depuis l'introduction en chirurgie de l'antisepsie, cette bibliographie n'aurait qu'un intérêt rétrospectif médiocre.

Les procédés opératoires actuels de la cataracte, qui resteront sans doute en usage bien longtemps, sinon toujours, peuvent se résumer en peu de mots : L'abaissement est entièrement abandonné ; seules les cataractes molles des jeunes sujets sont laissées dans l'œil, pour y être résorbées, après la discission ; les autres cataractes sont extraites de l'œil chaque fois que l'état de l'organe et leur maturité le permettent.

Dans ce but, on pratique, avec le couteau linéaire inventé par de Graefe ou un couteau semblable, une section dans le limbe cornéen, assez grande pour laisser échapper la cataracte sans trop de pression. L'excision d'un morceau de l'iris correspondant à la plaie cornéenne augmente certainement les chances de guérison dans un bon nombre de cas. On peut s'en passer dans d'autres ; mais la discission très large de la capsule ne saurait être abandonnée en règle générale, l'extraction de la cataracte dans sa capsule exposant l'œil à de trop graves dangers.

Les myotiques sont indiqués dans le cas d'extraction sans iridectomie; les mydriatiques, lorsque les masses corticales sont restées dans l'œil ; une antisepsie ou asepsie minutieuse sera toujours de rigueur. Il nous semble cependant douteux qu'il faille la pousser jusqu'à injecter, avec des seringues et des irrigateurs, des liquides antiseptiques dans la chambre antérieure. Ce procédé, rien moins qu'inoffensif et de date toute récente, d'ailleurs, se modifie déjà sensiblement et bientôt on se contentera de faciliter la pénétration du liquide antiseptique dans la chambre antérieure, comme tout opérateur soigneux l'a toujours fait.

Nous venons de parler de l'*antisepsie*; ajoutons encore la *cocaïne*, et nous aurons passé en revue les plus grandes conquêtes que la chirurgie oculaire ait faites depuis l'invention de Daviel.

La cocaïne, en insensibilisant les surfaces du globe et des paupières, nous rend journellement les plus signalés services, sans présenter aucun inconvénient, sinon de permettre à des mains inhabiles et peu autorisées de toucher à cet organe si délicat.

Plus importants encore que cette anesthésie locale, sont les avantages que nous tirons de l'antisepsie et de l'asepsie. Elle est un véritable, un immense bienfait, un bienfait si grand que jamais les générations futures ne sauront l'apprécier à sa juste valeur ; car elles n'auront pas vu des yeux absolument bien portants, absolument bien opérés, ou atteints d'une blessure aujourd'hui insignifiante, s'en aller en suppuration au désespoir du malade, au découragement de l'opérateur.

Ce n'est pas que la protection contre l'influence funeste des microorganismes ait sensiblement modifié nos procédés opératoires, mais elle a changé du tout au tout le pansement, augmenté d'une façon considérable nos succès, et elle nous permet l'intervention chirurgicale dans des cas où la prudence nous avait condamnés à l'inaction ou réduits à des moyens peu efficaces. C'est ainsi qu'avec une hardiesse que seule l'antisepsie pouvait lui donner, la chirurgie a pénétré jusque dans la partie la plus reculée du globe, jusqu'au nerf optique. Et si l'incision des gaines du nerf, la ponction sous-rétinienne, si les autres procédés tentés contre le décollement de la membrane nerveuse de l'œil, n'ont pas donné de brillants résultats, il faut, par contre, enregistrer les succès obtenus dans les cas de cysticerques et de corps étrangers, qu'on a réussi à extraire du fond de l'œil sans abolir la vision.

On pourrait supposer que nombre d'hommes éminents s'étant occupés d'une façon très approfondie et depuis des siècles de la chirurige oculaire, il doive rester peu de progrès à réaliser sur ce terrain, en somme très restreint. En raisonnant ainsi, on se tromperait considérablement. Certes, on n'inventera, ni pour les affections des voies lacrymales, ni pour l'énucléation, ni même pour l'extraction de la cataracte, des procédés opératoires bien différents de ceux qui sont en usage actuellement, mais on les perfectionnera certainement.

On se débarrassera, de plus en plus, de certains procédés grossiers, réminiscence d'une époque préophthalmologique, et qu'on retrouve encore dans certaines opérations pratiquées dans le domaine si délicat de l'organe visuel.

On adaptera, et ce sera là un immense progrès, mieux que cela n'a été fait jusqu'à présent, l'intervention chirurgicale aux fonctions si multiples et si nettes de l'organe. On combinera, par exemple, le traitement chirurgical avec le traitement orthoptique, dans la strabotomie qui est encore, nous n'hésitons pas à le dire, une des opérations les moins perfectionnées, une de celles qui ont le plus besoin d'être relevées par le clinicien attentif, doublé du physiologiste.

Et maintenant que la cocaïne a tellement facilité les opérations sur le globe oculaire, autrement si sensible et si mobile, il est à espérer qu'on ne se contentera pas de les exécuter tant bien que mal, quitte à s'abriter derrière l'antisepsie contre le châtiment d'une opération imparfaite. Mais on recherchera de plus en plus cette perfection, cette élégance, cette exécution classique, qui contribue bien plus qu'on ne le croit au succès final.

Ce sont là des progrès qui doivent se réaliser et se réaliseront sûrement dans un temps assez rapproché.

Sera-ce tout ? — Il n'est pas probable. Le domaine de la chirurgie générale s'est étendu d'une façon considérable et inespérée, dans ces derniers temps, et l'ophthalmologie a largement profité des progrès dont s'est enrichie sa grande sœur.

Nul doute que l'avenir ne réserve à notre chirurgie des progrès que nos connaissances limitées ne nous permettent pas de prévoir, mais auxquels contribuera tout opérateur consciencieux qui dirige le bistouri, non seulement avec la main, mais avec la tête, et, ajoutons, avec le cœur, dans le but unique et sincère de servir son prochain.

PARIS. — IMP. V. GOUPY ET JOURDAN, RUE DE RENNES, 71